NOTES

D'UN VOYAGE MÉDICAL

EN DANEMARK

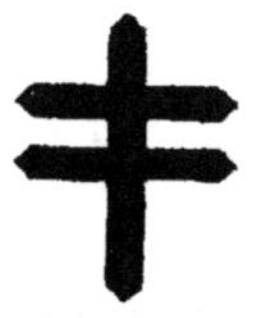

Croix de Lorraine.

Emblème de l'Association internationale contre la tuberculose.

NOTES

D'UN

VOYAGE MÉDICAL

EN DANEMARK

PAR

le Professeur L. LANDOUZY

de l'Académie de Médecine.

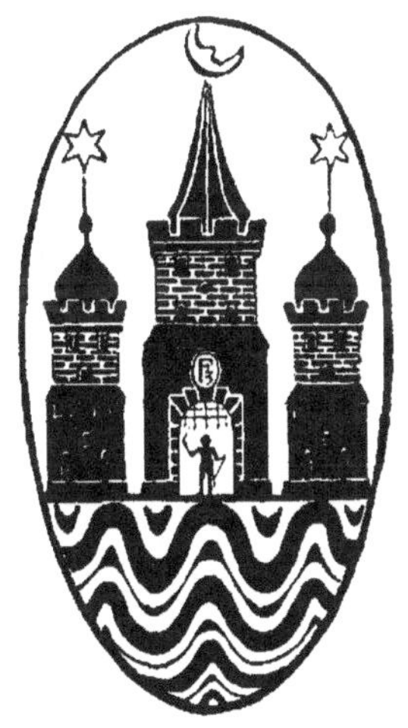

ARMES DE LA VILLE DE COPENHAGUE

PARIS 1904.

NOTES

D'UN

VOYAGE MÉDICAL EN DANEMARK

De Danemark, où m'amenait la Conférence internationale[1] pour la lutte contre la tuberculose, j'ai rapporté impressions et réflexions qu'il m'a paru intéressant de consigner d'après les notes mises en ordre le long de la route qui, en vingt-huit heures, me ramenait de Copenhague à Paris.

Il s'agit de choses vues à côté et autour de la Conférence, plus que d'impressions recueillies pendant nos séances ; c'est pourquoi on ne devra point s'étonner, si dans mes notes, c'est de la Conférence elle-même, dont aujourd'hui il sera le moins question. Nos travaux étaient conduits avec autant de méthode que d'autorité par le professeur P. Brouardel, Président de la troisième Conférence, qu'assistaient : le Secrétaire général du Comité central, professeur Pannwitz ; le Président du Comité d'action de la Ligue nationale danoise, Dr Holger Rordam ; M. Fuster, du Musée Social de Paris, devenu, par son polyglottisme comme par son aimable et souple esprit, la cheville ouvrière des Confé-

1. Conférence internationale pour la lutte contre la tuberculose, réunie à Copenhague du 26 au 29 mai 1904, au *Rigsdagsbygningen* (la Chambre des députés).

rences de la tuberculose aussi bien que des Congrès d'Assistance ou de Mutualité.

Le résumé que j'aurais pu fournir de nos séances renseignerait fort insuffisamment sur la besogne faite à Copenhague. D'ailleurs, les comptes rendus officiels montreront mieux que je ne saurais dire comment, en tous pays, la lutte contre la tuberculose est en marche.

Pourtant, je tiens à proclamer le chaleureux accueil fait à la Conférence par le Roi; par le Gouvernement; par M. Oldenburg, Président supérieur et Président de l'Union nationale pour la prévention de la tuberculose; enfin par le Comité organisateur danois.

Les séances se tenaient à la Chambre des députés où tout était parfaitement ordonné grâce aux soins du Dr H. Rordam.

Aux salles réservées au Comité administrateur et aux Commissions, était annexée une Exposition dans laquelle, entre autres choses fort intéressantes, se remarquaient :

Les graphiques[1] du Dr Georges Dreyer, représentant, à côté de la tuberculose danoise durant ces soixante-huit dernières années, la mortalité par tuberculose pulmonaire (1899-1902) comparée de Copenhague et de quatorze capitales, Copenhague[2] figurant entre toutes pour le chiffre le plus bas, 1,5 décès pour 1.000 habitants;

Le musée organisé par l'Institut anatomo-pathologique de l'Université de Copenhague, riche de superbes pièces se rapportant : 1° à plusieurs cas de tuberculose infantile primaire intestinale, sans tuberculose pulmonaire; 2° à la question, toute d'actualité, d'identité des tuberculoses humaine et bovine, ces pièces n'étant autres que des cas de tuberculose du veau et du bœuf inoculés avec de la tuberculose humaine.

1. *La tuberculose en Danemark*, par Georges Dreyer (avec graphiques). Copenhague, 1904.

2. *Étude sur la répartition de la tuberculose à Copenhague*, par Soren Hansen (avec plan). Copenhague, 1904.

Les questions particulièrement discutées à la Conférence, après rapports très documentés, étaient :

la défense de cracher dans les lieux publics;

la déclaration obligatoire de la phtisie;

le rôle de l'éducation antituberculeuse par l'École;

les bases d'une statistique uniforme afin d'établir la morbidité et la mortalité tuberculeuses mondiales;

l'élaboration d'un schème dont l'acceptation internationale permettrait aux médecins de poursuivre, selon une même méthode et un même plan, l'étude analytique de tous les points afférents à la question si importante des prédispositions en matière de tuberculose.

Après avoir discuté ces diverses questions et voté sur les conclusions pratiques qu'elles comportaient, nous avons entendu, de chacun des représentants des différents pays adhérents à la Conférence, un Rapport substantiel énumérant ce qui, partout, était tenté, entrepris et organisé, pour prévenir, enrayer et guérir la tuberculose. Ce sont là toutes choses que chacun pourra, à tête reposée, étudier dans le volume consacré aux travaux de l'*Association internationale contre la tuberculose*, réunie en Danemark, la dernière semaine de mai.

C'est pourquoi mes notes visent à autre chose qu'à donner même une esquisse des travaux de la Conférence ; c'est pourquoi les pages qui suivent sont surtout faites d'impressions recueillies en dehors des heures consacrées à nos séances particulières et plénières.

I

Si j'ai pu apprendre beaucoup de choses en fouillant à Copenhague maints horizons auxquels la curiosité d'un médecin ne saurait rester étrangère, je le dois à l'amabilité de nos grands amis, les professeurs Ehlers et S. Saxtorph,

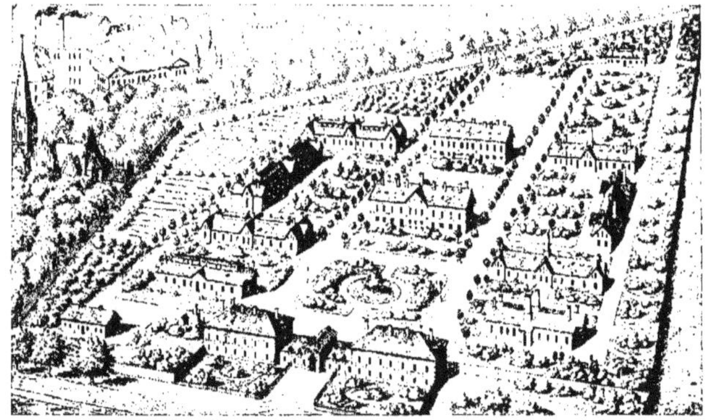

HOPITAL DES MALADIES ÉPIDÉMIQUES.
(Pavillons isolés et spécialisés.)

et du docteur Péronard, dont la cordialité s'est montrée inlassable devant mes interminables interwiews.

C'est ainsi que j'ai bien vu la confortable installation de l'*Hôpital communal* (ouvert à moitié tarif aux affiliés des caisses-maladies) où, entre choses remarquables, le professeur S. Saxtorph, si connu de nos collègues chirurgiens de Paris, m'a montré un adolescent guéri de tuberculose génitale, après ablation des testicules, des canaux déférents et des vésicules séminales. Par ses mains, cette opération aussi délicate et laborieuse qu'audacieuse s'est faite libératrice. L'opéré ne fraie plus avec la tuberculose : la fraîcheur de son teint et la vigueur de ses muscles témoignent d'un retour complet à la santé.

A l'*Hôpital des maladies épidémiques*[1], le médecin en chef, Dr Lovensen, m'a montré, dans ses moindres détails, l'installation et l'outillage de sa maison : voitures d'ambulance; étuves de désinfection; pavillons d'attente, pavillons séparés avec personnel particulier attribués à la scarlatine (fréquente à Copenhague), à la rougeole et à la diphtérie.

La variole, exceptionnelle, est justiciable d'un hôpital *ad hoc*; les typhoïdiques, comme les tuberculeux, sont soignés dans les services communs. C'est à ce titre même que le professeur Floystrup m'avait montré, près de ses salles, adossées aux murs du grand hôpital communal, des galeries de cure, à l'usage des poitrinaires, et largement ouvertes sur les jardins.

Je serai bref sur l'*Institut Finsen* : du matin au soir, payants ou gratuits, se succèdent d'heure en heure, lupiques de tous âges, de tous sexes, de toutes conditions, soumis au traitement par la lumière. Je n'insiste pas, la description de cet institut a été maintes fois donnée par tous ceux qui s'intéressent à la Physicothérapie.

Je me suis attardé à une *séance de gymnastique* où figuraient une vingtaine de jeunes filles et jeunes femmes, la plupart employées, se réunissant, leur journée finie, pour s'entretenir en santé.

Trois quarts d'heure durant, elles firent, au son du piano, des exercices d'ensemble : marche cadencée, sauts, danses, mouvements du tronc, de la tête, des membres, plus inté-

1. *Description sommaire de l'hôpital des maladies épidémiques de Copenhague* « Blegdamshospitalet », par S. T. Sorensen et F. J. Hermann. Copenhague, 1884.

ressants et plus variés encore que les exercices faits aux appareils, et cela, sans que les gymnastes montrassent aucune fatigue. C'était merveille de voir ces jeunes corps évoluer dans leurs mouvements d'ensemble, toujours harmonieux, et dont l'étendue, la vigueur et la précision n'enlevaient rien à la grâce. Les physionomies de ces jeunes femmes dénotant la volonté calme, l'énergie consciente, la nervo-

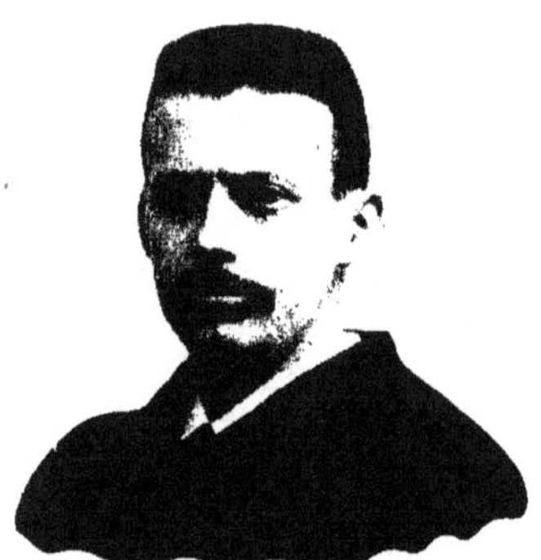

NIELS BYBERG FINSEN

né aux îles Feroë en 1860, mort à Copenhague en 1904[1].

1. On n'ignore pas que Finsen Niels Byberg, dont la santé était depuis longtemps ébranlée, vient, jeune, à quarante-quatre ans, de mourir à Copenhague.

Ses funérailles, vraiment nationales, furent magnifiques: jamais on n'avait vu, même à l'arrivée de l'Empereur de Russie ou d'autres souverains, pareille affluence dans les rues de la capitale. C'était tout un peuple en deuil, ému, fier et reconnaissant, qui se pressait sur le parcours du cortège: cortège modeste en lui-même, mais le roi, la famille royale, tous les médecins, tous les étudiants de Copenhague lui faisaient suite.

Les Chambres ont immédiatement voté une pension à la veuve de Finsen, et on parle d'une souscription destinée à ériger à Copenhague un monument pour perpétuer le nom d'un des savants qui ont le mieux servi la science médicale.

sité domptée, évoquaient en mon esprit les théories de jeunes Grecques, si élégantes en leur simplicité, leur fraîcheur et leur santé, dont Puvis de Chavannes accoutumait de peupler ses bois sacrés. Très curieuses quelques-unes de ces figures danoises, pleines de jeunesse sérieuse, aux yeux profonds d'un bleu extraordinaire, au profil botticellesque, déjà vues dans la *Primavera*.

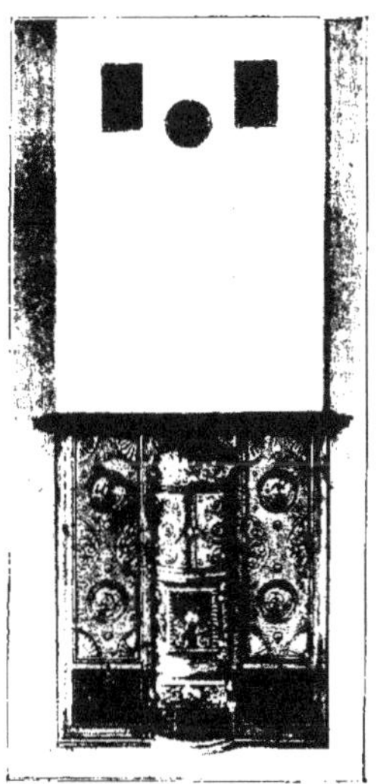

Modèle de poêle
(Ornant la pièce principale des maisons hygiéniques et économiques.)

Sortant de la ville — j'ai pu, grâce à l'amabilité du Dr Péronard — visiter dans la banlieue immédiate de Copenhague des *jardins d'ouvriers* et des *maisons bon-marché*. Ces dernières rappellent, avec toutes les différences inhérentes aux âges, aux mœurs, et au progrès de l'Hygiène, les *nouvelles maisons* que, Christian IV, au XVIIe siècle, faisait construire à Copenhague pour les marins et pour les ouvriers du port, voulant les loger sainement sans les voir ni dispersés, ni éloignés des chantiers.

A une demi-heure de *tram* du centre de Copenhague, s'élève tout un quartier fait de 98 maisons, gaies et proprettes composées de trois pièces au rez-de-chaussée comme au premier étage; maisons adossées deux à deux au milieu de jardinets de 30 mètres de long sur 11 mètres de large, pouvant s'acquérir par un versement mensuel de 21 couronnes pendant cinq années, et un versement mensuel de 25 couronnes pendant cinq autres années, ce qui mettrait le prix de la propriété à quelques 5.000 francs.

Non loin de cette ruche occupée par tout un monde de petits employés ou d'ouvriers, pourvus de nombreux enfants, se trouve une vraie *colonie de jardins*, ceux-ci encadrant des maisonnettes en planches construites suivant la fantaisie du locataire. La colonie, enclose d'une enceinte grillagée, est fermée au public; y ont accès les seuls locataires, qui, chez eux, cultivent et jardinent à leur gré, moyennant une redevance annuelle de 10 couronnes.

Dans un autre ordre d'idées, j'ai été à même d'étudier l'économie des *caisses-maladies*, garanties par l'État qui leur verse annuellement 1.500.000 couronnes.

A ces caisses, s'affilient, bénévolement, les gens ayant un revenu annuel inférieur à 1.800 couronnes. Moyennant leur inscription aux caisses-maladies, et en versant annuellement 30 couronnes[1] par famille, avec ou sans enfants, les ménages sont visités ou consultés autant de fois qu'il leur sied, et quel que soit le nombre d'enfants au-dessous de quinze ans; avec cette restriction que la famille paie annuellement 3 couronnes en plus pour chaque enfant au-dessus de quinze ans.

Le médecin touche 6 couronnes par famille et par an; pour les personnes seules, il ne touche que 3 couronnes.

Les caisses-maladies de Copenhague-ville et de Copenhague-banlieue sont desservies par plus de deux cents confrères; ceux-ci, jamais avares de leurs peines et de leurs fatigues, arrivent, étant donné les facilités d'user du médecin, à faire des visites et consultations d'un prix singulièrement bas, trente et quarante centimes!

Il y a dans l'économie de ces caisses-maladies, pour si louable et humanitaire que soit leur rôle, tout un côté de

1. Au cours moyen, la couronne vaut 1 fr. 40.

médecine professionnelle nouvelle, qui n'est pas sans analogie avec certaines des dures conditions imposées aux médecins, chez nous comme en Belgique, par le développement croissant des Mutualités.

On n'ignore plus combien, en France, comme chez nos voisins les Belges, ces conditions ne vont pas sans préoccuper les médecins, qui, faute de comprendre leurs intérêts, défendent mal leur situation matérielle, d'autant plus respectable cependant, que de toutes les professions, la nôtre est la plus corvéable. Sous prétexte que la médecine est de toutes les carrières la plus *sociale*; sous prétexte que la médecine est de toutes les sciences appliquées celle qui sert le plus, la chose publique; sous prétexte que la médecine est parmi les professions libérales celle dont le public attend le plus de services; n'abuse-t-on pas de tous ceux qui pratiquent notre art? N'hésitons pas à réclamer contre cet abus par lequel, en tous pays, on demande aux médecins, charitables à merci, de donner le meilleur d'eux-mêmes pour le soulagement des communes misères. Ils ont bien raison ceux d'entre nous qui dénoncent l'exploitation que les médecins subissent de la part de l'État, des Départements, des Communes, des Syndicats, des Compagnies, des Associations et des Coopératives.

La société moderne qui, par tant d'œuvres de solidarité, d'assistance et de mutualité, s'honore de travailler au progrès moral et matériel de tous, n'a pas l'air de s'apercevoir que s'il est une profession dans laquelle les intéressés passent leur vie à sacrifier leurs choses privées à la chose publique, c'est la profession médicale ?

Est-ce que propagateurs d'hygiène; est-ce que instructeurs, éducateurs en santé ; est-ce que apôtres anti-alcooliques; est-ce que prêchant la croisade antivénérienne et antituberculeuse, les praticiens — en cela comparables aux militaires pacifistes — ne travaillent pas déjà de gaieté de cœur contre leurs intérêts de métier? Est-ce que par les progrès de la médecine la misère et la maladie ne sont pas moins cruelles et plus rares? Est-ce que, enseignant, démontrant, appliquant l'hygiène morale et physique, les médecins ne militent pas toute la journée, d'abord pour entretenir en santé les individus, les familles comme les collectivités? Est-ce que, dans la société moderne, le rôle du médecin ne tend pas à devenir plus celui d'un protecteur, d'un magistrat de santé que d'un guérisseur?

Cela étant, les médecins, dont le métier devient forcément moins rémunérateur, continuent, en France, à être les plus patentés, comme si les répartiteurs d'impôts nous taxaient plutôt d'après les sacrifices consentis que d'après les bénéfices de clientèle escomptée?

En conscience, les médecins ne devraient-ils pas avoir en tous pays, vis-à-vis du fisc, une situation professionnelle, non certes privilégiée, mais équitable, une situation conforme à la somme des services rendus?

En attendant, nous marchons à une manière de médecine d'Etat quasi-gratuite et obligatoire qui promet d'être aussi préjudiciable aux malades qu'aux médecins. Le mal dont souffre notre profession est un mal qui se généralise. Il est même assez étendu pour que, en vertu d'une loi économique connue, la médecine menace en plusieurs pays, en France et en Belgique notamment, d'être quelque peu délaissée, le métier ne nourrissant plus son homme. Il en est de même en Allemagne, où l'*Union des Sociétés médicales allemandes*, dans une circulaire adressée récemment aux gymnases, invite leurs futurs bacheliers à se détourner de notre profession.

II

Une des choses qui m'intéressaient le plus en mon voyage scandinave, c'était la manière dont le Danemark comprend la défense antituberculeuse aux points de vue, distincts et connexes, que comporte cette défense organisée suivant la sériation des questions indiquée par moi depuis bien des années déjà :

1° *L'assistance des tuberculeux* : question médicale ; question toute d'actualité aiguë puisqu'il s'agit de gens en état de souffrances et de maladie ;

2° *La prévention de la tuberculose* : question sociale ; question vitale elle aussi, puisqu'il s'agit de la validité des « ayant droit de l'avenir ».

J'étais curieux de savoir comment le Danemark, peu suspect *a priori* de s'engouer des choses allemandes, traite ses tuberculeux adultes? J'étais curieux de voir la place faite par les Danois aux sanatoriums dans leur nouvel outillage thérapeutique.

L'assistance, pour ne parler que des tuberculeux adultes, est réalisée :

1° Par les soins donnés aux poitrinaires, ai-je dit déjà, dans les salles communes des hôpitaux généraux ;

2° Par la cure offerte, *en sanatorium*, aux malades opportunément choisis, ceux-ci étant convoyés aussi précocement que possible, soit par les médecins des caisses-maladies, soit par l'hôpital communal de Copenhague, qui, pour ce a construit à Boserup, son sanatorium dont je parlerai, comme il convient, avec détails.

Pour avoir installé tardivement en sanatoriums [1], le

1. *Institutions danoises pour le traitement de la tuberculose*, par H. Rordam ; Copenhague 1904.

traitement de certaines catégories de tuberculeux justiciables, thérapeutiquement parlant, d'autres modes d'assistance que de l'hôpital général et de l'hospice', le Danemark

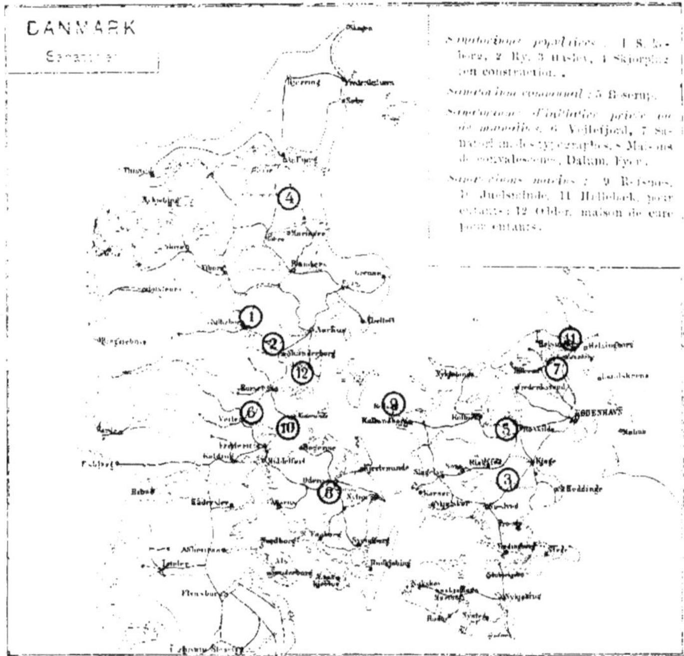

CARTE DES SANATORIUMS TERRIENS ET MARINS.

D'après la plaquette distribuée à la Conférence internationale.

s'est mis à faire vite et bien les choses. Pour parler seulement des adultes, 482 lits leur sont affectés, répartis entre 7 établissements : 5 pour les deux sexes ; 1 pour les hommes (Fredensborg) et celui de Hosler pour les femmes.

L'histoire du premier en date des sanatoriums danois est instructive, en ce sens que sa fondation est due à l'initiative du professeur Saugmann, qui gagna à la cause du sanatorium de Vejlefjord l'Association générale des médecins danois.

Nos confrères rêvant, en vertu de conceptions exclusivement thérapeutiques, d'une maison de cure où seraient assistés les tuberculeux aux tout premiers stades du mal, versèrent 44.000 couronnes auxquelles s'ajoutèrent 200.000 couronnes des particuliers, puis 100.000 couronnes offertes par l'Etat, comme dotation.

La maison bâtie sans luxe, avec tout le confort et toute l'hygiène désirables sur un plateau de 30 mètres d'altitude, à 300 mètres du fjord, dispose d'un terrain de 41 hectares : 93 malades des deux sexes y sont traités.

Le montant de frais d'exploitation par malade (y compris l'amortissement) s'est chiffré, de 1901 à 1903, par 6 couronnes par jour.

L'Etat alloue annuellement 2.000 couronnes pour le recouvrement de soins donnés aux indigents ou malades pauvres ; des personnes charitables y entretiennent des bourses ; 922 malades y ont été soignés de mars 1900 à mars 1904 : la durée du traitement subi par les malades sortis au bout des trois premières années a été, en moyenne, de cinq mois.

En janvier 1904, il a été constaté qu'étaient à même de travailler :

Des tuberculeux sortis en 1900 :

80,7 p. 100 malades au premier degré
59,3 p. 100 malades au deuxième degré

Des tuberculeux sortis en 1901 :

89,2 p. 100 malades au premier degré
78,4 p. 100 malades au deuxième degré

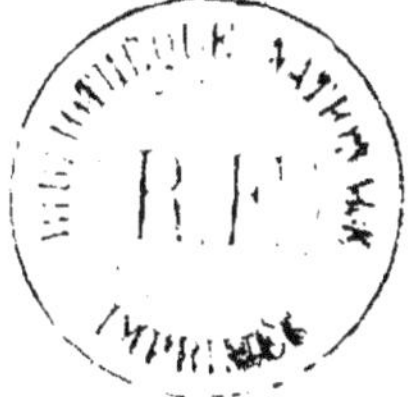

A ces sept établissements ne se bornent pas les *maisons de cure* mises au service des tuberculeux adultes, puisqu'il va être construit aux frais de la Ligue nationale, en Jytland, près du village de Skjornung un sanatorium de 100 lits. Une autre maison est projetée par l'Association des laiteries coopératives du Danemark.

En somme, le peuple danois qui, tout entier, tiendrait dans l'enceinte fortifiée de Paris, disposera demain, en sanatoriums, de plus de 600 lits destinés aux tuberculeux adultes curables, tandis que les Parisiens disposent de 148 lits à Angicourt (service de l'Assistance Publique) et de 120 lits à Bligny, entre Orsay et Limours (Œuvre des sanatoriums populaires de Paris, d'initiative privée).

Cependant, notre Assistance Publique, s'exposant à commettre une faute, thérapeutique autant qu'économique, en est encore réduite à soigner dans ses services urbains généraux — pour ne mentionner qu'une seule catégorie de néo-tuberculeux qui ne devraient pas vivre pêle-mêle avec les phtisiques — toute une cohorte de jeunes filles et de jeunes femmes, soi-disant chlorotiques : ouvrières, employées, bonnes à tout faire, demoiselles de magasins fraîchement « déracinées ». Même en l'absence de toux et d'expectoration, l'état anémique, l'affaiblissement, la fatigue, l'amaigrissement, l'anorexie et la triste mine de ces malades, autant que certains signes d'insuffisance respiratoire, décèlent amplement les premières atteintes de la tuberculose. On devrait donc leur dispenser une installation matérielle idéale, une aération purifiée, une éducation hygiénique, une alimentation et une thérapeutique adaptées, bref, des soins particuliers dont elles bénéficieraient *tuto* et *cito*. Mais hélas! toutes ces choses sont matériellement impossibles dans le vieil arsenal de nos hôpitaux parisiens, et cela en dépit du prix de revient de la journée presque aussi élevé que celui de tel sanatorium suburbain modèle que l'on pourrait nommer.

Cet outillage thérapeutique perfectionné, applicable d'urgence aux tuberculeux curables, la ville de Copenhague le mettait, dès 1901, à la disposition de certains de ses poitrinaires en créant son *sanatorium communal de Boserup*[1], à 6 kilomètres de la ville de Roskilde.

Après une heure de train rapide, qui, dans la matinée du 29 mai, m'amenait de la capitale à Roskilde, je gagnais, en trois quarts d'heure de voiture, le sanatorium de

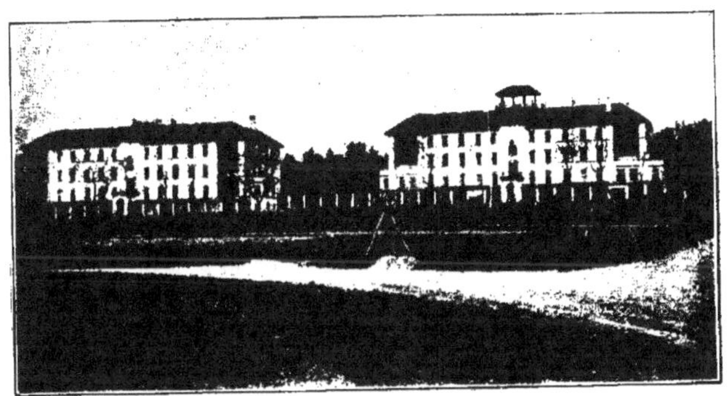

VUE GÉNÉRALE DU SANATORIUM DE BOSERUP.
(Sanatorium communal de Copenhague.)

Boserup, après avoir parcouru une plaine fertile à laquelle les lilas en grains, les arbres fruitiers et les haies en fleurs avaient mis une parure printanière.

L'obligeance du professeur Rohmell, médecin du grand asile d'aliénés édifié en 1871-1872 par la ville de Copenhague, devait me raccourcir le chemin. Les soins de mon confrère m'avaient ouvert la route, qui traversant l'hospice Saint-Jean, fait du sanatorium de Boserup comme une dépendance du manicome; dépendance assez lointaine pour

1. *Beretning om sanatoriet;* Boserup skov. Copenhague. 1902.

que les malades des deux maisons n'aient aucune promiscuité, assez prochaine toutefois pour que certains services — au grand avantage économique des frais généraux — puissent être communs aux tuberculeux et aux aliénés; tel l'économat, telle la buanderie, telle encore la vacherie.

Le sanatorium s'étale, face au sud-ouest, sur un petit plateau adossé à la forêt dont 30 hectares sont sa propriété. Un épais rideau d'arbres protège la maison contre les vents du nord. 144 adultes sont logés largement dans les deux corps de bâtiments, un pour chaque sexe. Ces bâtiments sont à trois étages, sans compter les combles réservés aux magasins, à l'habitat des serviteurs (au nombre de 40, les femmes étant en majorité), et les très vastes sous-sols affectés aux calorifères, aux réservoirs à eau chaude sous pression partout distribuée, aux étuves, aux services fort complets d'hydrothérapie, aux cuisines et à leurs dépendances lumineusement installées — manière de forcer à la propreté du matériel comme du personnel —, aux salles à manger des gens de service.

Il y a 18 chambres à 6 lits : 9 chambres à 2 lits et 18 chambres à 1 lit. Le long de la façade méridionale des deux corps de bâtiments sont les galeries de cure.

Au bout de chacun des étages sont disposées des vérandas où s'installent les malades qui, momentanément, ne doivent pas descendre; il en est de même pour 6 des chambres à 1 lit, munies de larges balcons sur lesquels, par prescription médicale, sont avancés les lits des pensionnaires. Cette heureuse disposition permet, le cas échéant, de leur donner la cure de plein air, pour ainsi dire dans l'appartement, et sans déplacement.

Chaque corps de bâtiments dispose, au rez-de-chaussée, d'une vaste salle à manger attenant à un salon de 60 mètres carrés dont les murs blancs sont garnis de belles gravures : fleurs et paysages, côté des femmes : histoire militaire, côté des hommes : reproductions des toiles célèbres des Morot, des de Neuville, des Protais, sans oublier *le Rêve* de Detaille, qui fait pendant à une superbe lithographie rappelant l'épisode fameux de la bataille d'Helgoland durant la guerre de 1864.

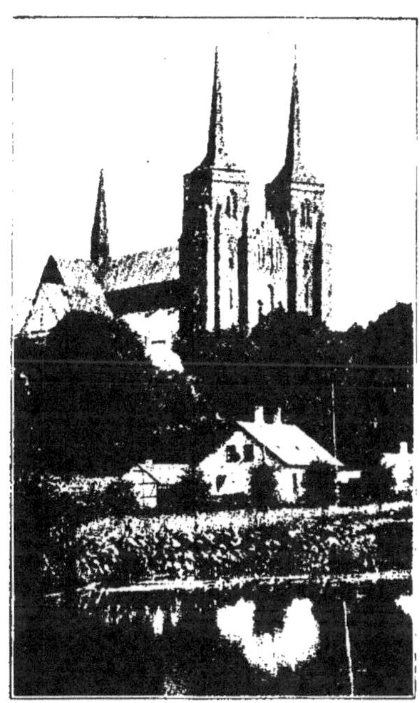

CATHÉDRALE DE ROSKILDE
Vue à l'horizon sud du sanatorium de Boserup[1].

L'ensemble de la maison est gai, confortable : l'air, la lumière ont partout libre accès. Dans le détail tout a été disposé : encoignures arrondies ; murs stuqués ; planchers

1. Voir, *Copenhague, la capitale du Danemark*. — Copenhague 1898.

recouverts de linoléum chaque jour lavé, jamais balayé, pour que la poussière soit bannie du sanatorium.

Des étages supérieurs la vue s'étend sur un vaste horizon : au nord, le regard domine la forêt de Boserup, forêt de bouleaux, de hêtres, de sapins auxquels se mêlent quelques chênes. Le bois descend en pente douce jusqu'au fjord : de nombreux sentiers, garnis çà et là de bancs, y sont ménagés pour la promenade prescrite aux malades en dehors des heures de cure de repos.

Au sud, sur la plaine immense que verdoient les champs de seigle, se détache l'originale silhouette de la petite ville de Roskilde. Des tours briquetées rouges de sa cathédrale s'élance l'armature vert-de-gris de deux flèches qui élégamment se profilent sur le ciel.

C'est du XIIe siècle que datent les assises de cette basilique, l'un des plus célèbres monuments danois, construite sur les ruines de la première église de Roskilde, aux débuts de la puissance danoise.

A cette époque, l'évêque Absalon aurait, à Roskilde même, fondé la première léproserie destinée à défendre le pays contre la lèpre importée par la deuxième Croisade.

Cet évêque Absalon, dont la dextre tenait aussi bien le glaive que la crosse pastorale, guerroyant contre les pirates, luttant contre l'empereur d'Allemagne, grand ministre de Waldemar Ier, manière de Richelieu scandinave, à la fois prélat, général, législateur, homme d'état, fut le fondateur et le protecteur de Copenhague. C'est à ce titre, que son image, palladium de la Cité, se trouve mise par l'architecte du nouvel hôtel-de-ville de la capitale au fronton de son merveilleux édifice.

Intéressante au point de vue monumental, cette cathédrale de Roskilde retient la curiosité par ce fait, que rappelant notre basilique de Saint-Denis, elle est sépulture royale. Dans les galeries latérales ouvrant sur la nef principale, j'ai vu se dresser, en rangs pressés, mausolées cénotaphes, cercueils, statues de princes, de reines et de

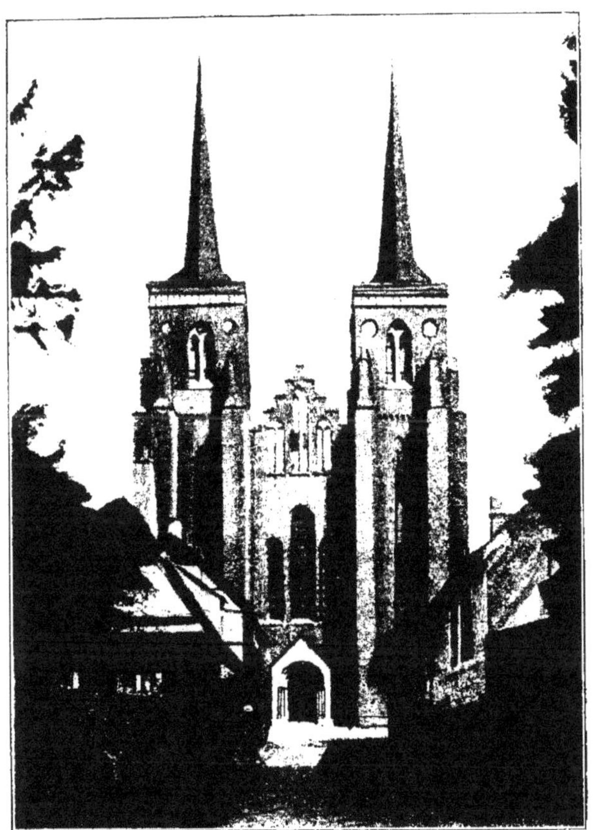

Cathédrale de Roskilde.

rois. Les chapelles, peintes à fresques, racontent l'épopée scandinave, entre autres, le fameux combat naval de Femern

1664) où Christian IV perdit un œil et n'en continua pas moins à mener la bataille.

Dans ce poème de pierre qu'est la cathédrale de Roskilde se peut lire, du XIVe siècle à nos jours, l'histoire glorieuse des vieilles dynasties danoises.

Visitant dans les plus minutieux détails le sanatorium de Boserup, j'ai vu, avec autant d'intérêt que de satisfaction, que là, comme chez nous, particulièrement à Bligny, c'est l'esprit et nullement la lettre de la méthode de Dettweiler, qui règne et gouverne sous la haute main de notre confrère le docteur Strangaard directeur, aidé par un médecin assistant et un médecin interne.

Ce qui prouve, entre autres choses, que l'économie de Boserup — comme celle de toute maison de cure cliniquement conduite — n'applique pas des formules toutes faites; c'est que les détails de vie des pensionnaires, aussi bien la stabulation, la promenade, le travail manuel, le jeu, la lecture, l'alimentation, l'hydrothérapie, que les médicaments, ceux-ci minimes d'ordinaire sont prescrits *pro die* et *ad hominem*.

A Boserup, comme à Bligny, la cure est faite d'opportunisme modifiable suivant les réactions des tuberculeux mis aux prises avec *chacun* des éléments thérapeutiques représentés :

1° *Par le milieu cosmique* : ciel, sol, climat, air, sous lequel, sur lequel et au milieu duquel repose la maison;

2° *Par le milieu humain*, plein de radiations bienfaisantes, dans lequel baigne sans le savoir le sanatorié : ascendant et réconfort exercés par le médecin en contacts incessants avec ses clients; émulation des malades auxquels on apprend à se soigner; contagion de l'exemple; contagion de la foi en la guérison; apprentissage respiratoire mutuel; éducation d'hygiène générale par les leçons de choses vécues en sanatorium;

3° *Par le milieu diététique*, l'alimentation étant surveillée avec le même soin que le serait un médicament : avec la préoccupation d'obtenir du malade une digestion et une assimilation *optima*, plutôt qu'une suralimentation, la suralimentation par elle-même n'assurant rien moins que la surassimilation et la surnutrition. N'est-ce pas la faculté d'assimiler qui, d'ordinaire, manque aux tuberculeux, et cependant, sans établir entre eux aucune catégorie, ce sont

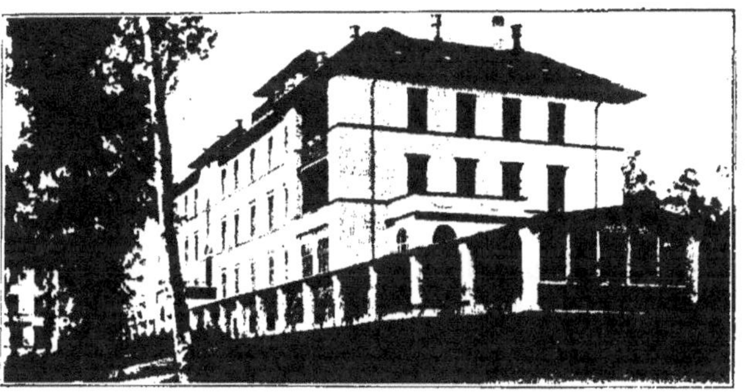

AILE DROITE DU SANATORIUM DE BOSERUP AVEC SA GALERIE DE CURE

les tuberculeux que de parti pris, on suralimente le plus !

La Diététique, ici plus que partout ailleurs, devrait, dans chaque cas particulier, viser le profitable, l'alibile plutôt que le copieux. Ce faisant, la Diététique se garerait des néfastes thérapeutiques « d'équations » en vertu desquelles tant de poitrinaires sont, chaque jour, par ordonnances, affligés de fièvre, d'embarras gastrique, de dyspepsie intestinale, de fluxions hépatiques, d'albuminurie !

Que nous sert vraiment d'avoir, en clinique, appris hier, à sevrer nos tuberculeux de médicaments, si les médecins s'en vont, demain, abîmer leurs malades par des prescriptions, plus alimentaires qu'alibiles, capables de pervertir l'appétit d'un charpentier? Combien de tuberculeux, mis à mal hier encore par tant de médicaments inutiles, ne sont pas mieux servis aujourd'hui par la suralimentation? N'est-ce pas échapper à un péril pour tomber dans un pareil, que d'avoir peur des gastrites médicamenteuses et de ne pas se méfier des gastro-entérites alimentaires? Combien, chez tant de tuberculeux, d'estomacs qui devraient « agréablement s'émouvoir[1] » à l'heure des repas, en sont réduits à s'alarmer, à peiner, à se refuser!

Que de fautes de lèse-nutrition ont été et sont chaque jour commises au nom de la suralimentation..., sans compter le gaspillage, que, sous couvert de prescriptions de jus de viande et de viande crue, nous voyons se faire un peu partout chez nous.

A ce propos, à Boserup, j'ai remarqué, qu'on ne donnait ni jus de viande pressée, ni viande crue. Le beurre, largement distribué aux malades qui s'en montrent friands, est, par moitié, mélangé de margarine danoise. Le lait fourni par la vacherie voisine du manicome Saint-Jean est pasteurisé. C'est à cette pasteurisation que le sanatorium devrait, en 1902, d'avoir complètement échappé à une épidémie de fièvre typhoïde frappant 30 aliénés, l'hospice Saint-Jean consommant alors, sans le pasteuriser, le même lait que buvaient malades et personnel du sanatorium.

L'asepsie est pratiquée autant qu'enseignée à Boserup. Les malades sont munis de crachoirs individuels; ceux-ci passent, chaque jour, à un lessivage de soude et de lysol. La lessive soumise à l'ébullition est, avec les matières usées, portée par le tout à l'égout à un septic-tank qui se trouve à 400 mètres dans la forêt, en contre-bas du sanatorium: l'écoulement du septic-tank[2] aboutit au fjord.

1. Brillat-Savarin : *De l'appétit.*

2. Bassin de stagnation des détritus organiques et des eaux usées dont les fermentations secondaires, aérobies et anaérobies, assureront la destruction et la non nocivité.

Les poitrinaires sont désignés pour Boserup : soit par l'hôpital communal de Copenhague (la ville payant pour eux) ; soit par les médecins des *caisses de secours en cas de maladies*, celles-ci payant 60 öres, par jour et par tête, le surplus, jusqu'au chiffre de 3 couronnes, étant versé par la municipalité ; au total la journée est de 4 fr. 20.

Le lit revient à 4.444 couronnes ce qui représente 6.223 fr. de notre monnaie. Les frais d'exploitation en 1902 se sont chiffrés par 130.755 couronnes ; les recettes provenant des paiements pour cures et traitements ont été, dans la même année, de 26.804 couronnes, et, par suite, la subvention accordée par la Commune de Copenhague s'est élevée à 103.951 couronnes.

Jusqu'à ce jour 758 malades ont passé par Boserup ; la moyenne du séjour de chaque pensionnaire a été de 109 jours.

Un résultat positif a été obtenu chez 80.6 p. 100 des malades ; la guérison et l'état beaucoup amélioré ont donné 49 p. 100.

Pour ce qui est de l'aptitude au travail, les résultats sont :

	MALADES DU		
	1er degré	2e degré	3e degré
	p. 100	p. 100	p. 100
Capables de reprendre leur travail.	72,5	32,1	10,2
Capables de travailler un peu . . .	18,1	42,1	30,6
Incapables de travailler.	9,4	25,9	59,2

Au total, 20 p. 100 des tuberculeux ayant passé à Boserup depuis son inauguration (printemps 1901) ont récupéré, et, jusqu'à ce jour, gardé leur capacité de travail. La permanence des résultats reste connue du sanatorium, par ce fait que les poitrinaires qui y sont venus forment une manière d'association amicale qui permet de ne pas les perdre de vue.

Encore que les résultats déjà obtenus à Boserup, pris comme exemple, ne soient pas négligeables tant au point de vue de l'individu, de la famille, qu'au point de vue de la communauté, le Dr Strangaard estime que ces résultats pourraient être bien meilleurs encore. C'est là, au surplus, une opinion que je m'efforce de répandre et, qu'avec le temps, je ne désespère nullement de voir accepter par les médecins français quand ils n'ignoreront plus ce que doit être un vrai sanatorium populaire.

Pour cela, il faudrait, à mon avis, deux choses, l'une n'allant pas sans l'autre : que la foi des médecins en la guérison de certains néotuberculeux étant sincère, leur foi agissante sût faire précoce le diagnostic de la tuberculose. Il faudrait que les médecins, éducateurs en santé, apprissent au populaire à se soigner dès qu'un malaise général ou une indisposition respiratoire dénonce la bacillose commençante. Il faudrait qu'il en fût de certains rhumes « qu'on néglige » ; de certaines anémies « inexplicables » ; de certaines petites toux « qui n'ont l'air de rien et qui pourtant n'en finissent pas » ; comme il en est de certaines douleurs du genou, de certaines boiteries d'apparence insignifiantes d'enfants, qui, à peine soupçonnés de coxo-tuberculose, sont, d'emblée, mis pour des mois dans la gouttière de Bonnet. Ce n'est pas seulement chez nous qu'il faudra un long temps encore avant que les médecins, ayant refait leur éducation phtisiothérapique, veillent à dépister les candidats à la tuberculose ; apprennent à compter avec la tuberculose *initiale*, avec les tuberculoses *larvées*, avec les *prétuberculoses* autrement communes que n'était la phtisie classique soignée par nos pères. Une ou deux générations passeront peut-être avant que les médecins se persuadent pourquoi les suites de maintes pleuro-tuberculoses, de maintes chloroses, de tant de bronchites, comme les suites des coxo-tuberculoses, par exemple, sont si différentes dans la pratique civile et dans la pratique hospitalière. Dans celle-ci, en effet, le diagnostic n'a pas été fait précocement, d'où il suit que l'intervention thérapeutique ne peut être que tardive : dans la pratique civile, souvent, il en va tout autrement.

Des années encore s'écouleront avant que les médecins se persuadent que le sanatorium est un **instrument de cure**, *un organe de prompt secours* qui devrait pouvoir s'offrir *aux prétuberculeux*, à *certains poitrinaires* nouvellement atteints, tout comme la gouttière de Bonnet est faite pour guérir certaines catégories de coxo-tuberculeux. Aux médecins de famille, d'écoles, d'industries, d'administrations, de mutualités, de dépister les gens souffrants, fléchissants plutôt que malades ; car c'est aux *inculpés* de tuberculose, qu'il sera profitable d'être immédiatement placés en dehors de toutes les circonstances qui ayant permis aux troubles fonctionnels comme aux lésions d'éclore, ne manqueraient pas de favoriser leur extension.

Dans une société qui se pique de vouloir pratiquer la solidarité, n'est-il pas légitime, qu'à défaut d'assistance légale, l'ouvrier, l'artisan, le petit employé aient la possibilité de se soigner par les meilleures méthodes, en dépit que son budget lui refuse le mode de traitement par lequel sont soulagés et guéris certains des heureux de ce monde. Cela se pratique en Allemagne et se pratiquera en France, le jour prochain, où l'État, après avoir pourvu les sexagénaires de pensions de vieillesse, sera forcément amené à pourvoir les poitrinaires indigents de pensions d'invalidité.

C'est de cette pensée de justice sociale, qui met dans les hôpitaux au service des blessés exactement les mêmes sécurités d'asepsie si dispendieuse dont les chirurgiens usent pour leurs clients fortunés, que sont nés nos quelques sanatoriums français. C'est cette pensée qui a fait naître, entre autres, l'Œuvre des sanatoriums populaires parisiens [1],

1. Reconnue d'utilité publique en 1902.

qui, à Bligny, soigne actuellement 114 tuberculeux, en attendant que, dans le même établissement, s'ouvre un pavillon de cure destiné aux tuberculeuses.

C'est donc essentiellement à des préoccupations thérapeutiques, que médecins Danois et Français, tous nous obéissons, lorsque, pour certaines catégories de tuberculeux curables, et afin que quelques-uns soient guéris, nous ouvrons des maisons de cure qui manquaient hier à notre armement tuberculeux.

Par ce temps de division du travail qui gouverne toutes choses, nous avions besoin d'un organe antituberculeux rationnel, adapté, machine d'hygiène thérapeutique véritable, faite pour ouvrager, si l'on peut dire, avec un maximum de rendement, certaines catégories de tuberculeux choisis parmi les cas susceptibles de guérison.

Pour coûteux que soit ainsi compris, le *traitement* des tuberculeux, la remise en valeur ouvrière de certains d'entre eux produira pour la communauté, avec un bénéfice moral, — la guérison d'un tuberculeux ne devient-elle pas l'espérance de tous? — un bénéfice certain.

Dans cette conception du sanatorium, organe rationnel de cure des tuberculeux guérissables, Économistes et Médecins, nous prenons expressément nos précautions pour ne pas vouloir du sanatorium pour tous les tuberculeux. C'est à titre thérapeutique que nous voulons, en France, pour certaines catégories particulières de malades, faire en sanatoriums application de la méthode à laquelle recourt l'Empire allemand à titre économique. Économique en Allemagne[1], c'est *thérapeutique que veut être le sanatorium populaire français*, tout comme le sanatorium danois.

1. Les lois allemandes obligeant depuis dix ans les ouvriers à s'assurer contre l'invalidité-maladie, les assureurs ont fondé des sanatoriums destinés à remettre sur pied leurs clients, et par suite, à diminuer les primes d'invalidité. C'est donc le point de vue économique seul qu'envisagent les Compagnies allemandes.

Ce sont des médecins qui se mettent à la tête du mouvement, jugeant indispensable que l'Œuvre des sanatoriums populaires, après avoir procuré la cure aux tuberculeux, leur fournisse, lors de leur exeat, les moyens de ne pas retomber dans les conditions de milieux (habitation malsaine, misère alimentaire, métier insalubre, habitudes alcooliques) qui furent causes prédisposantes de la maladie. A cela s'appliqueront nos bourses de santé, qui, en une manière d'assistance familiale continuée par delà le sanatorium, pourvoiront à libérer de la tuberculose l'ex-sanatorié et à en garer ses enfants.

Grâce à nos bourses de santé attribuées pour un temps à ces libérés de la tuberculose — qui devront toujours rester sous la surveillance médicale — nous aurons fait œuvre de rendement économique.

Ainsi compris, le sanatorium a sa place nettement définie parmi les multiples moyens d'assistance des poitrinaires; cette place est marquée dans l'armement antituberculeux, à côté des dispensaires, du *placement familial*, des colonies rurales, des sanatoriums marins, les hôpitaux et les hospices, ces derniers surtout devant, dans un double sentiment d'humanité et de salut public, s'ouvrir tout grands aux légions de phtisiques incurables et contagieux.

Pour primordiale que soit la tâche du sanatorium, de remettre en santé et d'éduquer les tuberculeux curables, on conçoit que, médiatement et par surcroît, le sanatorium travaille à la prévention de la tuberculose. Par l'éducation hygiénique reçue dans la maison de cure, nuls ne deviendront, à l'atelier, au comptoir, au bureau, au magasin, comme dans la famille, meilleurs propagandistes que les pensionnaires des sanatoriums après y avoir, durant de longs mois, vécu les leçons de choses données par l'enseignement mutuel.

Quand médecins, administrateurs et philanthropes seront bien persuadés du rang que doit tenir le sanatorium, tel que je l'entends, dans l'assistance des poitrinaires enfin organisée; quand, médecins, administrateurs et philanthropes, comprendront toutes les besognes que l'on peut faire en sanatorium, alors ils y viendront, mieux informés, cessant de reprocher à ces établissements de coûter cher !

C'est que je fais du sanatorium : un symbole[1] informant la religion du public qui comprend que les temps sont venus de nouvelles croisades; un moyen d'éducation antituberculeuse, à l'adresse des médecins aussi bien que des laïques; un mode d'assistance précoce; un outil thérapeutique; enfin un instrument de préservation familiale.

N'est-il pas singulier d'entendre les médecins déclarer la tuberculose curable — pourvu qu'on y mette et le temps et le prix nécessaires — et de les voir aussi peu préoccupés des voies et moyens par lesquels, avec la guérison procurée à quelques-uns, on chasse la désespérance chez tous?

Alors qu'à Paris, dans des salles spéciales et dans des quartiers d'hôpitaux généraux urbains, on prétend assister pêle-mêle, par des demi-mesures et des moyens termes, par des installations de fortune, les tuberculeux de toutes catégories, depuis les catarrheux, les pleurétiques, depuis les chlorotiques jusqu'aux phtisiques cavitaires, n'est-il pas singulier qu'on dispute à des néotuberculeux curables le coût d'une journée de sanatorium? Et cependant, en Danemark aussi bien que dans tel de nos établissements d'initiative privée, ces frais sont à peine plus élevés que dans les hôpitaux parisiens, dont les portes ne s'ouvrent le plus souvent aux poitrinaires que pour qu'ils y viennent longuement mourir!

Si je rappelle, qu'en plus des services d'hôpitaux généraux et des sanatoriums où le Danemark soigne ses tuberculeux

1. La preuve qu'il y a dans le sanatorium un symbole, c'est que, à eux seuls, les sanatoriums ont fait autant, sinon plus, que toutes choses réunies pour que l'opinion publique commençât en France à s'intéresser à la question de la tuberculose.

adultes, cinq hôpitaux marins sont consacrés aux enfants, j'aurai dit comment et combien Copenhague travaille à résoudre la première des deux grandes questions que comporte la défense antituberculeuse : l'assistance et le traitement des gens mis à mal par la tuberculose.

III

Pour ce qui est de la seconde question : *la prévention de la tuberculose, question sociale*, les mesures prises par le gouvernement danois sont d'autant plus intéressantes à étudier, que « la législation *actuelle* comprend un nombre restreint de prescriptions, ayant préféré seconder les efforts de l'initiative privée plutôt que faire intervenir directement l'État [1] ».

C'est dans cet ordre d'idées, d'encourager les initiatives particulières, que l'Association générale des médecins danois, usant de son influence et de son autorité, après avoir créé, avec dotation de l'État, le premier sanatorium qu'ait connu le Danemark, rédigeait *motu proprio* (1898) une affiche d'éducation antituberculeuse placardée aux frais du gouvernement dans les locaux publics.

C'est dans cet ordre d'idées encore, d'*aider les entreprises plutôt que de les prendre à son compte*, que, à l'Association nationale pour la lutte contre la tuberculose, l'État, en 1902, accordait sa garantie pour contracter un emprunt de 500.000 couronnes; que, à cette même Association, l'État accordait, en 1904, une subvention égale à la moitié de ses dépenses. C'est ainsi que l'Association, pour la création

1. *Mesures prises par l'État danois en vue de la lutte contre la tuberculose*, par Holger Rordam, Président du Comité d'action de la Ligue nationale pour la lutte contre la tuberculose. Copenhague, 1904.

des colonies agricoles [1] infantiles, reçoit annuellement 5.000 couronnes; l'Association des maisons hospitalières pour enfants, 25.000 couronnes; c'est ainsi encore, qu'en 1900, l'État prêta à l'Institut Finsen, sans intérêts, un capital de 24.000 couronnes ; qu'il paie à Finsen une annuité de 5.000 couronnes, et subventionne annuellement l'Institut photothérapique de 25.000 couronnes pour que les lupiques indigents y soient gratuitement traités.

Parmi les prescriptions légales danoises actuelles, il en est quelques-unes bonnes à citer, et cela parce que, à mon sens, leur application cherche autant à faire l'éducation hygiénique générale du peuple, qu'à le sauvegarder en particulier de la contagion tuberculeuse.

Il incombe [2] à la Commission sanitaire, lors du décès d'un phtisique, l'obligation d'ordonner et de faire procéder à la désinfection des locaux, de la literie, des vêtements ayant servi aux tuberculeux.

Il incombe au médecin qui a soigné le malade de faire au plus tôt part du décès à la Commission sanitaire.

Il est fait défense [3] : de cracher ailleurs que dans des crachoirs : d'employer les enfants ou jeunes hommes, à moins de présenter aux patrons, un certificat sanitaire dans lequel

1. A peine les Colonies de vacances étaient-elles fondées en Suisse, que le Danemark les organisait dès 1877. Copenhague trouve moyen d'envoyer annuellement, quatre ou six semaines durant, à la campagne, plus de 10.000 écoliers; l'an dernier 14.000.

Aujourd'hui, le Danemark tient la tête du mouvement qui, en tous pays, fait créer des colonies scolaires ; 552 enfants par 100.000 habitants vont en colonies de vacances danoises, tandis qu'il n'en va que 116 en Angleterre, que 85 en Allemagne et 21 en France, sur 100,000 habitants. (Les Colonies de Vacances : Paul Delay.

2. Prescrit l'article 23 de la loi du 31 mars 1900, concernant les mesures préventives contre les maladies contagieuses.

3. Prescrit la loi de 1901 visant l'hygiène des usines, ateliers, bâtiments d'écoles.

l'examen de la poitrine est particulièrement spécifié.

Une circulaire du Ministère des travaux publics *interdit*, par affiche partout apposée, de cracher par terre[1]. Presque toutes les villes et villages du Danemark ont des instructions hygiéniques, ratifiées par le Ministre de la Justice, visant la lutte contre la tuberculose en ce qui a trait à l'agglomération des individus dans les pièces habitées; aux habitations malsaines; à la propreté qui doit régner dans les habitations et aux alentours de celles-ci.

Comme en Danemark, vétérinaires et médecins partagent la même manière de voir que les Français, touchant l'identité des tuberculoses bovine et humaine, le Ministre de l'Agriculture dispose annuellement de 100.000 couronnes pour faciliter aux propriétaires de bestiaux l'usage de la tuberculine.

. Les Communes et l'État, par les soins d'experts patentés, exercent une sérieuse surveillance sur les bovidés, sur le lait, le beurre et la viande.

L'importation en Danemark de bovidés vivants, de pre-

1. A ce propos, je signalerai un fait important pour l'éducation hygiénique des masses que j'observais ces jours derniers.

Visitant les merveilleuses basiliques de la Toscane et de l'Ombrie, Lucques, Sienne, Orvieto, Assise, etc., j'ai vu, affiché dans les églises « le devoir, par respect pour la maison de Dieu, de ne pas cracher par terre ».

Bien mieux, à la porte de la cathédrale de Pérouse, sur une plaque de métal émaillé, presque artistique, surmontée de la figure du Christ — apparemment pour donner plus de poids au commandement religieux — se lit, en beaux caractères d'imprimerie, cet avis que je traduis textuellement : « Par respect du saint lieu et de la santé publique, le devoir est de ne pas cracher par terre mais dans le mouchoir. »

N'est-ce pas un heureux signe des temps que le clergé mette ses « commandements » au service de l'hygiène publique? Pareilles affiches partout profitables, sont en Italie d'autant plus nécessaires, que les églises y sont très fréquentées, que les chaises comme les bancs, y faisant défaut, les fidèles s'agenouillent et s'asseyent par terre emportant après soi les souillures du sol.

venances étrangères, ne peut s'effectuer qu'à certaines stations, spécialement désignées par le Ministre de l'Agriculture, où les animaux sont internés pour y subir l'épreuve de la tuberculine.

Propriétaires de troupeaux, vétérinaires, marchands de bétail, producteurs, marchands de lait, de beurre et de viande, manquant aux diverses prescriptions sanitaires, poursuivis en simple police, sont passibles d'amende : la première fois, de 10 à 20 couronnes ; en cas de récidive, de 20 à 20 couronnes.

Actuellement est en instance au Rigsdag tout un projet de loi concernant *des dispositions et mesures contre la tuberculose*, projet élaboré par une Commission royale, composée de médecins et de délégués de la Diète, nommée en novembre 1901, à l'effet « d'étudier comment l'État pourrait le mieux seconder les efforts faits dans la lutte contre la tuberculose, soit au moyen de dispositions législatives, soit au moyen de subventions convenables ».

Cette Commission, rappelle celle qui, sous la présidence de M. Jules Siegfried, ancien ministre, fut instituée à Paris, le 23 novembre 1899, par M. Waldeck-Rousseau, Président du Conseil, à l'effet « de rechercher les moyens pratiques de combattre la tuberculose »[1]. Cette Commission danoise qui n'est pas non plus sans quelques analogies avec celle que, en 1902, sous la présidence de M. Léon Bourgeois, institua M. Combes, Président du Conseil, a depuis près de deux ans déposé un projet de loi d'après lequel, pour ne parler que des prescriptions principales :

Tout praticien doit faire, au médecin d'État ou cantonal préposé, compte rendu des cas de tuberculose pulmonaire ou laryngée confiés à ses soins ; tout décès de tuberculose

1. Rapports spéciaux : conclusions votées par la Commission ; rapport général, publiés en un volume paru en 1900, chez Masson et Cie.

doit être déclaré à la Commission sanitaire, soit par le médecin traitant, soit par le médecin de l'État civil :

La Commission sanitaire peut ordonner le nettoyage des locaux, de la literie, des vêtements du tuberculeux ;

Les vêtements et la literie ayant servi aux tuberculeux ne pourront être ni donnés, ni vendus sans désinfection préalable ;

Tout logement quitté par des malades atteints de tuberculose pulmonaire ou laryngée devra être nettoyé et désinfecté ;

Tout malade, occupant un appartement dont les conditions constitueraient un danger de propagation de la maladie, qui ne voudrait ou ne pourrait recevoir les soins qu'exigent et son état et les dangers de propagation, peut, par ordonnance exécutoire de la Commission sanitaire, être transporté d'office à l'hôpital ;

Toute femme malade de la tuberculose ne peut être engagée comme nourrice ;

Pour qu'un enfant soit pris en nourrice, il faut que déposition ait été faite :

D'abord, que dans la maison qui va recevoir le bébé, la tuberculose n'existe pas sous forme contagieuse ;

Ensuite, que l'enfant à mettre en nourrice, dans une maison où il y a d'autres enfants, ne souffre pas lui-même de la maladie ;

Un enfant fréquentant une école vient-il à souffrir de la uberculose : le maître doit en aviser le Comité des Écoles ; quand le médecin déclare qu'il y a danger de contagion, la direction de l'École décide si l'enfant doit être dispensé de fréquenter la classe ;

Les aspirants à la nomination officielle de maîtres d'école doivent, à leur demande, joindre un certificat médical (datant au plus de trois mois) attestant qu'ils ne souffrent ni de tuberculose pulmonaire, ni de tuberculose laryngée ;

Si un instituteur est destitué de ses fonctions, pour cause de tuberculose dangereuse, c'est-à-dire pulmonaire ou laryngée, il a droit à une retraite égale aux deux tiers du traitement actuel;

Les contraventions à la loi, jugées en simple police, seront punis d'amende et de prison.

Il n'est pas sans intérêt de rapprocher le projet de loi aujourd'hui soumis au Rigsdag des prescriptions que je rappelais[1] l'an dernier, avoir été formulées il y a plus de cent-cinquante ans par Ferdinand VI d'Espagne, prescriptions moins connues que l'Edit de Naples promulgué en 1781 par Philippe IV, pour défendre le peuple d'Italie et de Sicile contre la contagion de la phtisie.

C'est en son palais du Buen-Retiro, à Madrid, le 6 octobre 1751, que Ferdinand VI rend la première ordonnance royale destinée à garantir les Espagnes contre la phtisie. L'ordonnance « enjoint, à tous médecins et gens assistant les malades, de faire connaître les personnes atteintes d'éthisie, afin : que l'alcade fasse brûler vêtements, meubles et autres objets dont se sera servi le malade; que la chambre soit replâtrée et blanchie; que le parquetage soit changé; que la provenance des hardes et vieux habits trouvés chez les brocanteurs puisse être connue.

Seront passibles, pour manquement à ladite ordonnance :

les médecins, d'une amende de 200 ducats la première fois; d'une amende de 400 ducats la seconde fois;

les infirmiers, domestiques, de trente jours de prison, la première fois, de quatre ans de bagne la seconde fois ».

Un second projet de loi, élaboré par la même Commission royale danoise concerne :

La subvention d'État à accorder aux hôpitaux, sanatoriums et instituts pour tuberculeux (enfants et adultes), et

1. *Presse médicale*, avril 1903.

les soins et traitements administrés aux malades dans les établissements reconnus d'utilité publique;

Les catégories de malades qui devront bénéficier des subventions de l'État.

Ce double projet de loi, soumis à la Diète, m'a paru d'autant plus intéressant à connaître dans ses grandes lignes, qu'il émane d'un peuple qui s'est placé au premier rang par sa santé générale, aussi bien que par la faiblesse de mortalité tuberculeuse de sa capitale : 1 décès 5, sur 1.000 habitants !

Par ce double projet de loi, on voit que le Danemark, sans perdre de vue ni aucune des circonstances favorisantes, préparantes et occasionnelles de la tuberculose, ni aucun des nombreux moyens destinés à la prévenir, n'hésite pas, dans certaines conditions données, à procéder, vis-à-vis des tuberculoses dangereuses, humaine et animale, comme il est de règle de procéder aujourd'hui vis-à-vis des maladies contagieuses en général, de façon à en connaître, en limiter et en éteindre les foyers.

IV

Ce ne sont pas seulement leurs institutions nosocomiales; leurs œuvres de solidarité ; leurs mesures de prophylaxie; leurs instituts photothérapique et sérothérapique de Finsen et de Salomonsen ; leurs lois sanitaires; leur développement économique ; leur lustre artistique, littéraire et scientifique ; leur merveilleuse céramique rivale de Sèvres et de Dresde, aux tons si harmonieux, qu'ils soient vifs ou crépusculaires ; leurs musées; leurs monuments enfin, que nos confrères de Copenhague, avec tant de bonne grâce, nous ont mis à même de connaître, et d'apprécier.

De nombreux médecins danois, auxquels s'étaient joints

des confrères des pays scandinaves, le vénérable Dr Hafstrom d'Helsingborg, notamment, offrirent aux médecins français venus à la Conférence, l'hospitalité la plus charmante. Gracieusement ils avaient tenu à ce que les françaises accompagnant leurs maris fussent de la fête, en un banquet donné au jardin de Tivoli, jardin public qui, dans toute l'Europe, n'a peut-être pas son pareil.

Ce banquet, organisé par nos confrères Ehlers et Péronard; présidé par le professeur Sylveste Saxtorph (autour duquel se groupaient les professeurs Jurgenson, Dahl, Floys-

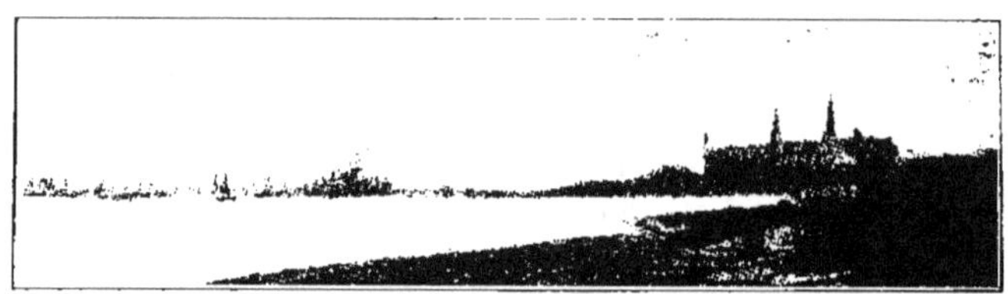

ENTRÉE DU SUND GARDÉE PAR LE CHATEAU DE KRONBORG-ELSENEUR[1].

trup et Bohmell, les docteurs Nandrup, Mollerup, Holmer, Hygom, Behneke, F. Rasmussen, Gamel, Kjærgaard et leurs si charmantes compagnes était tout spécialement offert par le V. E. M. danois au Président du Comité de patronage et au Directeur scientifique des Voyages Français d'Etudes médicales aux stations thermales et climatiques, fondés en 1899 par le docteur Carron de la Carrière.

Est-il nécessaire de rappeler que, parmi les confrères étrangers du V. E. M. ce sont les Danois qui ont été relativement les plus nombreux avec les Norwégiens et les Suédois? Faut-il rappeler que les scandinaves, ralliés par la vaillante propagande de nos amis Ehlers, Péronard et Mandrup se sont toujours montrés les plus enthousiastes de nos

1. Voir *Copenhague, la capitale du Danemark*, Copenhague, 1898.

richesses minérales, comme des climats et des sites pittoresques de la belle France.

Dans le cadre délicieux et coquet de Tivoli, par une de ces longues et cristallines soirées qu'on voit seulement aux pays du Nord — nous avions eu la pareille à Marienlyst proche le légendaire château de Kronborg, en face des côtes de Suède, à l'entrée du Sund que gardait le vieux donjon en même temps qu'il protégeait la ville d'Elseneur — il nous a été donné d'entendre des professeurs S. Saxtorph et Ehlers,

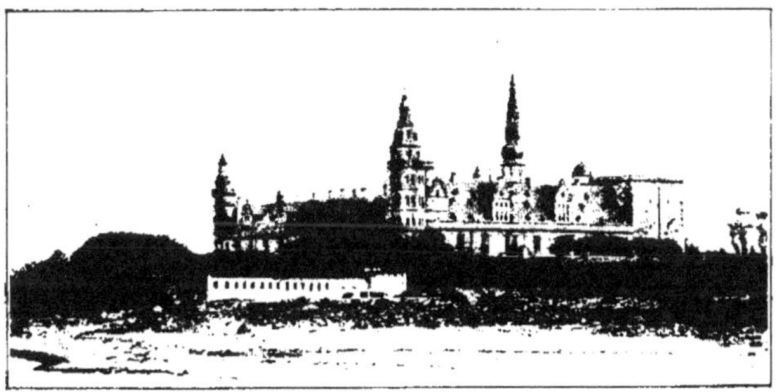

CHATEAU DE KRONBORG-ELSENEUR[1].

des docteurs Péronard, Nandrup et Gamel, les paroles de bienvenue les plus douces qui puissent aller au cœur de médecins Français. Les Danois nous ont dit haut et fort leur inaltérable attachement. De leur cordiale amitié nous gardons un doux souvenir avec une gratitude infinie.

Tout cela étant, nul étonnement, que je m'en revienne, comme tant d'autres, le cœur et l'esprit plein de choses

1. On se rappelle que c'est sur l'esplanade faisant face au château que le fantôme-roi se montre à Hamlet et à ses compagnons, Horatio et Marcellus. *Hamlet*, Acte I, Scène IV.

réconfortantes, et que, à mon tour, je sente combien sont légitimes l'intérêt et la sympathie, qui, de chez nous, vont au Danemark.

C'est que, pour occuper une place minuscule sur la carte d'Europe ce pays en tient une considérable dans la curiosité et dans l'estime des gens, qui, décidément, ne cotent plus les peuples ni à l'étendue de leur territoire, ni à la puissance des engins les préparant au jeu brutal de la guerre, mais à la richesse du sol, à la culture de l'intelligence, au développement des institutions de moralité et de solidarité par lesquelles les hommes deviennent meilleurs et plus forts.

Elle est vraiment curieuse cette nation de moins de trois millions d'habitants, qui, par sa calme activité sait récupérer sur les dunes stériles les terres perdues il y a quarante ans; qui par son industrie rurale, scientifiquement vivifiée, fait les Iles Britanniques ses tributaires pour une grande partie de leur alimentation; par ses faibles impôts et la valeur de ses écoles tient un des premiers rangs dans le monde; par son peu de léthalité générale doit être montrée en exemple aux économistes et aux hygiénistes; par la minime mortalité tuberculeuse de sa capitale s'impose à l'attention de ceux que préoccupe la maladie populaire.

Combien intéressante Copenhague qui a bien mérité qu'on la surnommât l'Athènes du Nord. La culture scientifique, artistique et littéraire n'y atteint-elle pas les plus hauts sommets? Grâce à Finsen, ne peut-on pas dire que la lumière vient aujourd'hui du Nord, non plus seulement celle qui éclaire mais celle qui guérit? Le ciseau de Thorwaldsen n'a-t-il pas retrouvé le secret de l'art grec? Et que dire du glorieux maître Martin Nyrop qui enveloppa d'une poésie si grave le superbe hôtel de ville?

C'est en face de cette merveille que m'est revenue à la mémoire la pensée de Chateaubriand : « L'architecte bâtit, pour ainsi dire, les idées des poètes et les fait toucher aux sens. »

L'édifice majestueux et calme, construit en briques rouges, repose sur un socle de granit ; de larges rubans de grès coupent à l'extérieur l'uniformité du monument.

Le marbre, les bois précieux, le fer forgé, le bronze, har-

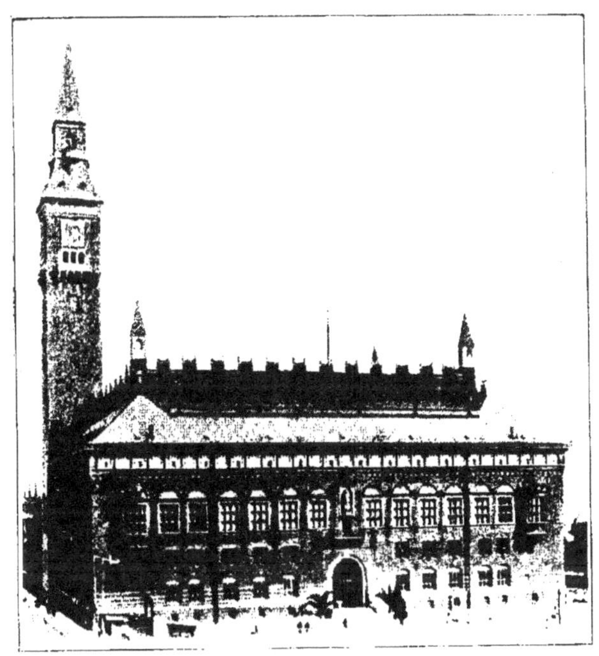

HOTEL-DE-VILLE DE COPENHAGUE.

monieusement mariés à l'intérieur font de cet Hôtel de Ville un type d'architecture septentrionale aussi splendide que grandiose, aussi pur qu'original.

La Rome du Nord, a-t-on encore justement appelé Copenhague ! C'est qu'on y a trouvé des Mécènes pour équiper des expéditions polaires ; armer contre la lèpre des colonies danoises ; faire à Pasteur une apothéose digne des temps héroïques : ouvrir à nos artistes, à nos sculpteurs, à nos peintres, spacieuses et riches, les salles d'un merveilleux musée Jacobsen.

Et maintenant que j'ai tenté de rassembler visions, impressions, réflexions et comparaisons, faut-il que je m'excuse, si dans ces pages rapides, un peu de tout se trouve mêlé aux primordiales questions de la Cure et de la Prévention de la Phtisie, mais, n'était-ce pas l'Association internationale contre la tuberculose qui m'appelait à Copenhague?

Pendant les quelques jours, brefs en dépit de leurs longs crépuscules, passés en Danemark, ayant vu et ouï beaucoup de choses, m'étant frotté à beaucoup d'hommes de science et de cœur, je m'en serais voulu de ne pas dire combien, au pays d'Hamlet, j'avais goûté la définition des voyages, donnée par Montaigne, définition que, justement, nous rappelait, à Tivoli, le plus parisien des Danois, le professeur Ehlers : « Voyager..., c'est frotter et limer sa cervelle contre celle d'aultruy. »

Pendant une courte semaine, j'ai limé ma cervelle contre celle de nos amis de Copenhague. De ces frottements sont nées des impressions et des radiations, j'ai taché de dire les unes et les autres telles que je les sens : profondes, actives et profitables.

Octobre 1904.

Paris. — L. Maretheux, imprimeur, 1, rue Cassette. — 8292.

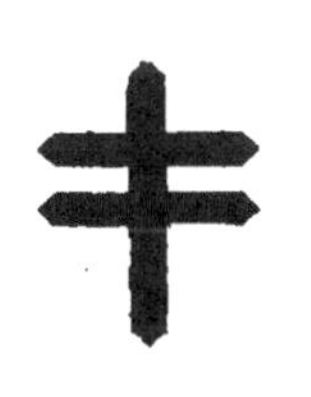

www.ingramcontent.com/pod-product-compliance
Lightning Source LLC
LaVergne TN
LVHW050459160826
845677LV00003B/838